BEI GRIN MACHT SICH IHR WISSEN BEZAHLT

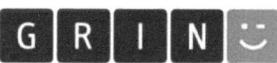

Intensiv- und Beatmungskapazitäten in der Universitätsmedizin. Prozess- und Ablauforganisation während der Corona-Pandemie

Sandro Lorenz

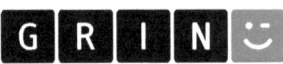

Bibliografische Information der Deutschen Nationalbibliothek:

Die Deutsche Nationalbibliothek verzeichnet diese Publikation in der Deutschen Nationalbibliografie; detaillierte bibliografische Daten sind im Internet über http://dnb.d-nb.de abrufbar.

ISBN: 9783346701336
Dieses Buch ist auch als E-Book erhältlich.

Coverbild: Tempura @istockphoto.com

© GRIN Publishing GmbH
Nymphenburger Straße 86
80636 München

Druck und Bindung: Books on Demand GmbH, Norderstedt Germany
Gedruckt auf säurefreiem Papier aus verantwortungsvollen Quellen

Das Buch bei GRIN: https://www.grin.com/document/1268850

Intensiv- und Beatmungskapazitäten in der Universitätsmedizin –

Prozess- und Ablauforganisation während der Corona-Pandemie

Sandro Lorenz

Vorwort

So verheerend, tragisch und leidvoll die Corona-Pandemie die Weltgemeinschaft getroffen hat und immer noch trifft, so bedeutsam sind auch die Schlüsse, die die Menschheit aus dieser Naturkatastrophe zieht. Entspringt doch aus jeder Krise und jedem Unglück auch wieder ein Neuanfang!

Was zunächst recht pathetisch klingt, ist wissenschaftlich betrachtet durchaus mit einer kühlen Ratio assoziiert. Der Umgang mit der Corona-Pandemie bietet nahezu allen großen Wissenschaftsgebieten einen Ausgangspunkt für interessante Fragestellungen und Vergleichsstudien.

Im Bereich der Gesundheitssysteme werden neben der reinen medizinischen Wissenschaft auch Forschungsgebiete der Gesundheitsökonomie, Gesundheitssystemforschung, Public Health und viele weitere berührt. Es bietet sich eine weltweit einmalige Datenlage und die Chance, wissenschaftliche Hypothesen quasi in einer Multicenterstudie und einem simultan stattfindenden weltweiten Feldversuch zu ergründen.

In dieser Hausarbeit soll es im Kleinen um die Performanz bei der Umstrukturierung und Neuorganisation in Krankenhäusern gehen, wird doch häufig die Vermutung geäußert, Kliniken seien, ähnlich wie Behörden, schwerfällig und in ihrer Prozessorganisation rückschrittlich. Unbestritten erreichen Konzepte wie Lean Management und Matrixorganisationen die stationären Versorger mit einer deutlichen Latenz im Vergleich zur Privatwirtschaft. Im Konkreten wird untersucht, welche Anpassungsvorgänge und Strategien am Helios Universitätsklinikum Wuppertal (HUKW) zum Einsatz kamen, um eine schnelle und effektive Ausweitung der Intensivkapazitäten zu erreichen.

Je nach Betrachtungswinkel kann hierbei sowohl die Perspektive der Deduktion bzw. des Realismus eingenommen werden: Geht man davon aus, dass Kliniken in Deutschland allgemein schwerfällig agieren und organisatorischen Nachholbedarf aufweisen oder schließt man vom HUKW, als Prototyp für einen Maximalversorger, auf die übrige Krankenhauslandschaft.

Sandro Lorenz

Düsseldorf, im Juni 2020

INHALT

Abkürzungsverzeichnis

ARDS	acute respiratory distress syndrom
COVID	Corona Virus Disease
eig. Abb.	eigene Abbildung
HUKW	Helios Universitätsklinikum Wuppertal
i. d. R.	in der Regel
MANV	Massenanfällen von Verletzten
PSA	persönliche Schutzausrüstung
SARS-CoV-2	severe acute respiratory syndrome coronavirus 2
stellv.	stellvertretend

Abbildungsverzeichnis

I. Einleitung

1. Ausgangslage

Die SARS-CoV-2-Pandemie (severe acute respiratory syndrome coronavirus 2) hat mit bisher (Stand 25.05.2020) über 178.000 Erkrankungsfällen und mehr als 8.000 Toten in Deutschland sowohl das gesellschaftliche Leben als auch das Gesundheitssystem – und hier den stationären wie auch den ambulanten Sektor – deutlich verändert *(Robert-Koch-Institut, 2020a)*.

Weltweit bestätigt sich mit einer Fallzahl von 5,2 Millionen Erkrankten und 337.000 Verstorbenen (Stand 25.05.2020) der Pandemiecharakter *(World Health Organization)*.

Der Verlauf der Erkrankung ist in 80 % der Fälle leicht bis mild, 15 % verlaufen schwer und bei 5 % der Erkrankten liegt eine kritische Situation vor; hierbei sind insbesondere schwer verlaufende Pneumonien und ein Acute Respiratory Distress Syndrom (ARDS) zu subsummieren *(Robert-Koch-Institut, 2020b)*.

Mit nahezu 500.000 aufgestellten Krankenhausbetten in Deutschland stellt die eventuell notwendige Hospitalisierung von COVID-19-PatientInnen (Corona Virus Disease) mit mildem bis moderatem Verlauf keine Herausforderung dar *(Statistisches Bundesamt, 2018)*.

Die Frage, ob die Kapazitäten bezüglich der Intensivbetten und Beatmungsmöglichkeiten im deutschen Gesundheitssystem ausreichend sind, wurde schnell von Politik und Wissenschaft diskutiert. Mit nahezu 30.000 aufgestellten Intensivbetten und im Durchschnitt 33,9 Betten pro 100.000 EinwohnerInnen belegt Deutschland im internationalen Vergleich eine Spitzenposition *(Statistisches Bundesamt, 2020)*.

Trotz allem besorgten die Auswirkungen und Folgen von mangelnden Kapazitäten im Bereich der Intensivmedizin (Personal, Material) in Ländern wie China, Spanien oder Italien die Bevölkerung und die EntscheidungsträgerInnen *(Dtsch. Ärzteblatt, 2020, Tay et al., 2020)*.

Unabhängig von der bloßen Menge an Ressourcen, wie medizinisches Personal und Equipment, stellt die SARS-CoV-2-Pandemie eine Krise dar, die bezüglich ihrer Charakteristik komplex, chaotisch und unberechenbar ist. Anders als bei den schon über längere Zeit etablierten Notfall- und Katastrophenplänen für Terrorlagen und Massenanfällen von

Verletzten (MANV) sind die Anforderungen der COVID-19-Pandemie nicht einfach analog zu den genannten Szenarien zu behandeln *(Achatz et al., 2018, Franke et al., 2020)*.

Die Herausforderungen der Pandemie für die strukturellen und funktionalen Ressourcen der stationären Leistungserbringer sind mithin vielfältig *(Doelfs & Kohrs, 2020, Kohrs, 2020)*. Dadurch, dass auf der einen Seite elektive und verschiebbare medizinische Behandlungen im stationären Sektor zurückgestellt wurden, entstand eine deutlich verringerte Arbeitslast in Krankenhausambulanzen, Normalstationen und Funktionsabteilungen, wohingegen im Bereich der Intensivmedizin eine teilweise starke Arbeitsverdichtung eintrat *(Lai et al., 2020, Thomas-Rüddel et al., 2020)*. Vor allem die notwendigen rigiden Isolationsmaßnahmen und die **p**ersönliche **S**chutz**a**usrüstung (PSA) für das Personal erschwerten die Arbeitsbedingungen.

Doch auch der Gesamtbetrieb ‚Krankenhaus' musste durch die Corona-Pandemie verursachte Veränderungen erfahren. Das Vermeiden von Infektionen und Ausbrüchen von COVID-19 (**coro**na**vir**us **d**isease **20**19) beim medizinischen Personal wie auch bei den PatientInnen führte zu weitreichenden Hygienemaßnahmen in den Kliniken, die z. B. das Schließen von Kantinen und Mensen, Besuchsverbote, Maskenpflicht, Abstandswahrung, Corona-Screenings von PatientInnen und MitarbeiterInnen und die Umgestaltung von Dienst- und Arbeitsmodellen beinhalteten *(Bohlken et al., 2020, Dtsch. Ärzteblatt, 2020)*.

Neben den Herausforderungen der Ressourcenbereitstellung, -sicherung und -ausweitung in den Krankenhäusern mussten auch zahlreiche Prozesse und Abläufe reorganisiert bzw. neugestaltet sowie Zuständigkeiten und Organisationsstrukturen geändert werden – und das in kurzer Zeit. Hierbei lag ein besonderer Fokus auf der Bereitstellung ausreichender Intensiv- und Beatmungskapazitäten *(Goh et al., 2020, Summ et al., 2020)*.

2. Ziele

Die vorliegende Studienarbeit soll klären, welche Auswirkungen die Corona-Pandemie auf die Prozess- und Ablauforganisation des Helios Universitätsklinikums Wuppertal (HUKW) bezüglich der Sicherstellung und Ausweitung der Intensiv- und Beatmungskapazitäten genommen hat.

3. Gliederung

Das Kapitel I ‚Einleitung' enthält eine Erläuterung der Ausgangslage sowie eine Überleitung zu den Zielen und der Gliederung dieser Hausarbeit.

In Kapitel II ‚Hintergrund' werden die für die Beantwortung der Forschungsfrage notwendigen Grundlagen zielorientiert und themenspezifisch erläutert.

Kapitel III ‚Empirische Studie' beschäftigt sich mit dem Reorganisationsprozess zur Ausweitung der Intensiv- und Beatmungskapazitäten am HUKW.

Im abschließenden Kapitel IV ‚Zusammenfassung' werden die Ergebnisse der Fallstudie in Zusammenschau mit den erarbeiteten theoretischen Grundlagen eingeordnet und mit den Zielen dieser Studienarbeit in Beziehung gesetzt.

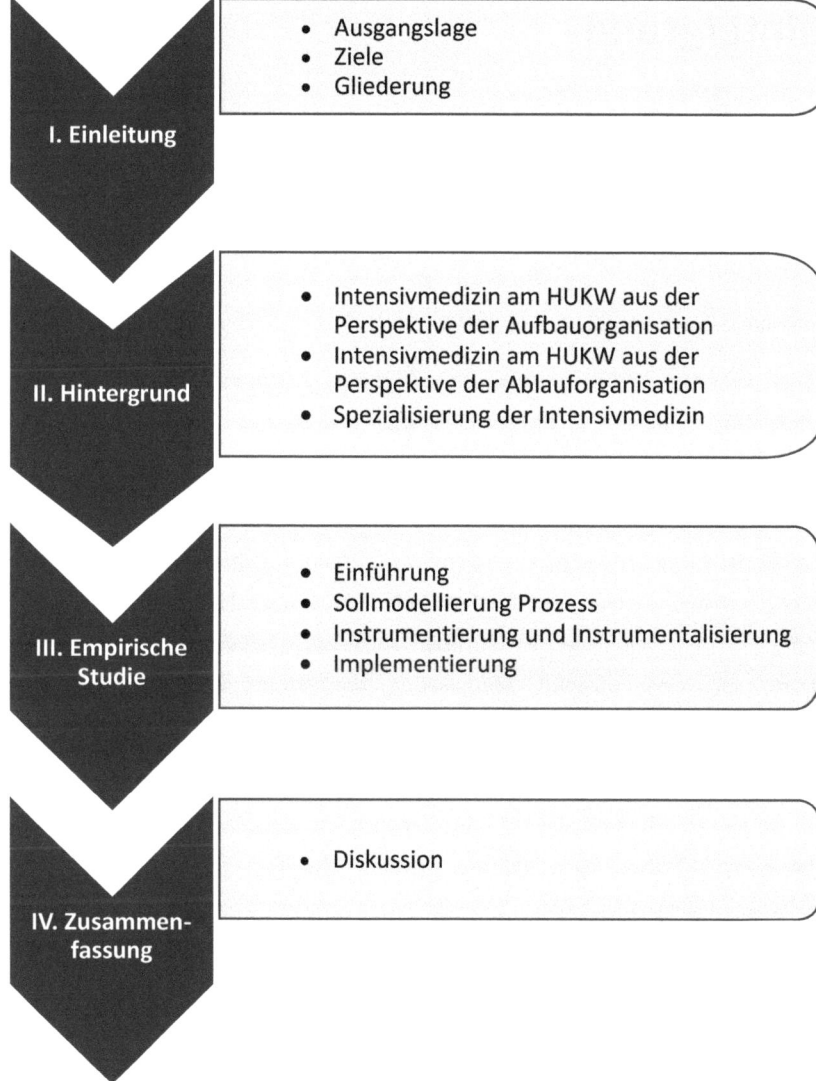

Abbildung 1: Gliederungsstruktur Hausarbeit, eigene Abb.

II. Hintergrund

4. Intensivmedizin am HUKW aus der Perspektive der Aufbauorganisation

Krankenhäuser stellen als Expertenorganisationen in einem Spannungsfeld aus ethischen, medizinischen und wirtschaftlichen Zielen komplexe medizinisch-pflegerische Dienstleistungen zur Verfügung *(Lobnig, 2013)*.

Eine Besonderheit bei der Gesamtorganisation ‚Krankenhaus' stellt die Zusammenarbeit von drei großen Berufsgruppen dar, die sowohl berufspolitisch als auch fachlich teilweise stark differierende Perspektiven einbringen, aber allesamt für die Gesundheitsdienstleistung unabdingbar sind *(Iseringhausen & Staender, 2012)*.

Die Gruppe der Pflege und des Funktionsdienstes, also KrankenpflegerInnen und Fachpflege im Bereich Anästhesie, Intensivmedizin, Notaufnahme, OP und der Pädiatrie sind bezüglich der Anzahl an MitarbeiterInnen am stärksten aufgestellt. Hierbei handelt es sich um Fachkräfte mit einer staatlich kontrollierten dreijährigen Ausbildung; bei den Fachpflegekräften kommt noch eine zweijährige Spezialisierung hinzu *(Lobnig, 2013)*.

ÄrztInnen bilden die zweitstärkste Profession unter den ArbeitnehmerInnen. Hierbei handelt es sich um akademisch ausgebildete MitarbeiterInnen, die über eine obligate zwölf- bzw. dreizehnjährige Schulausbildung verfügen (Abitur) und ein siebenjähriges staatlich kontrolliertes Studium (Staatsexamen) absolviert haben *(Bundesärztekammer, 2020a)*. Häufig wird zusätzlich eine wissenschaftliche Promotion angefertigt. Daran schließt sich eine fünf- bis sechsjährige Weiterbildungszeit zum Facharzt/zur Fachärztin der entsprechenden Disziplin an. Darüber hinaus existieren diverse fakultative Zusatzbezeichnungen, die in einer ein- bis zweijährigen Vertiefung erworben werden können *(Bundesärztekammer, 2020a)*. Unter dieser Berufsgruppe liegt ein überdurchschnittlicher Anteil an High Potentials vor, die sich sowohl akademisch, in Form einer Habilitation, und/oder klinisch für zukünftige Führungsausgaben anbieten *(Krüger-Brand, 2014)*.

ArbeitnehmerInnen in Verwaltung und Administration bilden die dritte Gruppe an Beschäftigten. Diese sind in der Regel nicht an der direkten Patientenversorgung beteiligt und im Hinblick auf ihre Berufsausbildungen weniger uniform; darunter finden sich Bürokaufleute, Kaufleute im Gesundheitswesen oder auch Kaufleute im Personalwesen, um nur einige Beispiele zu nennen *(Stachel et al., 2015)*.

Mittlerweile wird die Dreischichtung der Berufsgruppen in Krankenhäusern zunehmend durch z. B. akademisierte Pflegeberufe, Ko-TherapeutInnen (PhysiotherapeutInnen, KunsttherapeutInnen usw.) und ärztliche Unterstützungsberufe wie Physician Assistants oder Chirurgisch-Technische-AssistentInnen erweitert. Diese bleiben zahlenmäßig im Vergleich zu den etablierten Berufsgruppen aber noch unbedeutend *(Iseringhausen & Staender, 2012, Türk, 2020)*.

Aus der Tradition dieser drei Mitarbeitergruppen und den teilweise sehr unterschiedlichen Bedürfnissen und Zielen hat sich in der Leitungsebene diese Dreischichtung manifestiert, die nachfolgend dann zu einer funktionalen Organisationsstruktur führt. So besteht die Leitungsebene eines Krankenhauses regelmäßig aus einem/einer Ärztlichen DirektorIn, einem/einer PflegedirektorIn und einem/einer VerwaltungsdirektorIn *(Iseringhausen & Staender, 2012)*. Das Binnenverhältnis auf der Leitungsebene der Gesamtorganisation kann dabei unterschiedlich gestaltet sein. Bei kleinen bis mittelgroßen Häusern in öffentlicher oder freigemeinnütziger Trägerschaft findet sich häufig ein Kollegialsystem mit einer formal gleichberechtigten Stellung der drei FunktionsträgerInnen, wobei die Kernleistung und Kernkompetenz eines Krankenhauses die medizinische Leistung darstellt und somit die Ärzteschaft und der/die Ärztliche DirektorIn besonders exponiert sind *(Lobnig, 2013)*.

Sehr große Häuser und vor allem Universitätskliniken haben die Leitungsebene analog zu an Börsen notierten Kapitalgesellschaften adaptiert, indem diese ein Vorstandsmodell etabliert haben *(Iseringhausen & Staender, 2012, Stachel et al., 2015)*. Ähnlich einer Aktiengesellschaft wird der/die Vorstandsvorsitzende vom Aufsichtsrat bestimmt. In der Regel bekleidet der/die Ärztliche DirektorIn in Personalunion auch das Amt des/der Vorstandsvorsitzenden. Anders als bei Aktiengesellschaften sind die übrigen Vorstandsmitglieder wieder an den drei großen Berufsgruppen orientiert und so gibt es meist einen Kaufmännischen Direktoren oder eine Kaufmännische Direktorin und einen/eine PflegedirektorIn. Zusätzlich zu nichtuniversitären Häusern kommen noch der/die DekanIn der Medizinischen Fakultät und ein/eine StellvertreterIn des Ärztlichen Direktors respektive der Ärztlichen Direktorin hinzu *(Universitätsklinikum Düsseldorf, 2020)*.

Am HUKW lässt sich in der Leitungsebene noch eine weitere Organisationsform beschreiben. Insbesondere Kliniken in privater Trägerschaft haben in den meisten Fällen zwar ebenfalls drei FunktionsträgerInnen der Pflege, Ärzteschaft und Verwaltung mit der Leitung des Gesamthauses betraut, doch liegt hier oftmals kein Kollegialsystem vor, sondern eine Vormachtstellung des Kaufmännischen Direktors/der Kaufmännischen Direktorin, im Sinne einer Singulärinstanz, der/die als GeschäftsführerIn hierarchisch die Letztverantwortung trägt und dem/der Ärztlichen DirektorIn und dem/der PflegedirektorIn weisungsbefugt ist *(Helios Universitätsklinikum Wuppertal, 2020).*

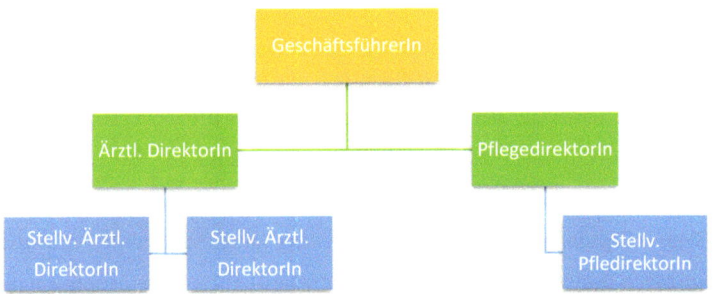

Abbildung 2: Organigramm Leitungsebene HUKW, eig. Abb.

Die weitere Gliederung der nachfolgenden Organisationseinheiten soll nur für den ärztlichen Dienst besprochen werden. Analog dazu ist aber auch im Bereich Pflege und Verwaltung ein Einliniensystem vorherrschend. Die nachfolgenden fachspezifischen Organisationseinheiten, Kliniken genannt, sind funktional angelegt. Jede Einzelklinik, z. B. die Klinik für Intensivmedizin, hat eine Leitungsorganisation in Form eines Klinikdirektors/einer Klinikdirektorin (eines Chefarztes/einer Chefärztin), einem leitenden Oberarzt/einer leitenden Oberärztin und/oder einem geschäftsführenden Oberarzt/einer geschäftsführenden Oberärztin, OberärztInnen und AssistenzärztInnen.

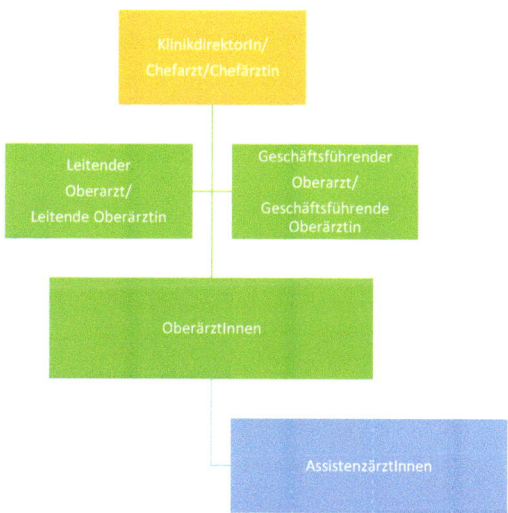

Abbildung 3: Organigramm Leitungsebene Fachklinik, eig. Abb.

Diese Leitungsstruktur perpetuiert sich für jede eigenständige medizinische Organisationseinheit. Formal ist der/die KlinikdirektorIn (Chefarzt/Chefärztin) somit im Sinne des Einliniensystems dem/der Ärztlichen DirektorIn und dem/der GeschäftsführerIn unterstellt. Die Klinken untereinander sind divisional organisiert und verfügen in medizinisch-fachlichen Angelegenheiten und den Human Ressources über eine Autonomie in Bezug auf operative Entscheidungen. Die finanziellen und budgetären Entscheidungskompetenzen sind jedoch stark limitiert und beschränken sich auf eine Teilautonomie bei der Mittelverwendung.

Die KlinikdirektorInnen/ChefärztInnen sind im Binnenverhältnis somit gleichberechtigt. Im Rahmen der Zentrumsbildung gibt es zudem ChefärztInnen, die zusätzlich die übergeordnete Leitungsfunktion eines derartigen Zentrums übernehmen. Diese Leitungsfunktion beinhaltet jedoch keine Weisungsbefugnis gegenüber den eingebundenen Einzelkliniken.

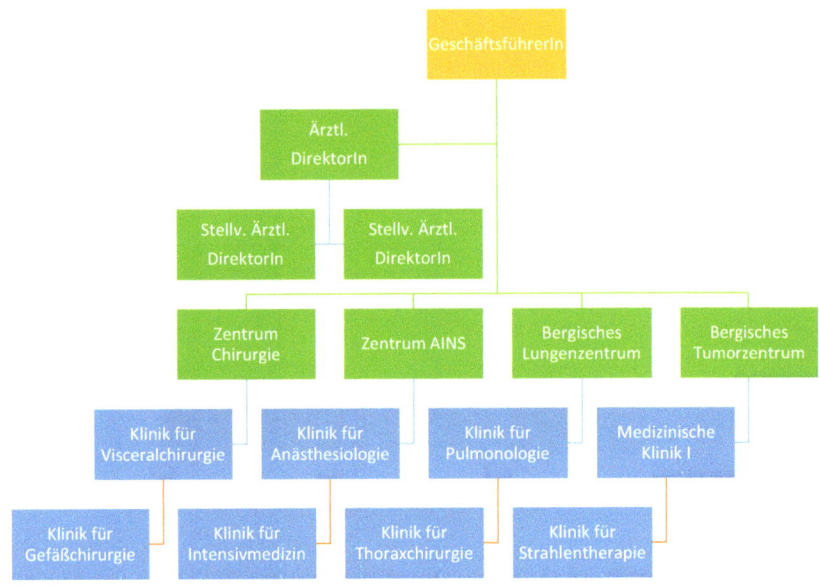

Abbildung 4: Organigramm Gesamtorganisation Ärztlicher Dienst HUKW, Auszug, eig. Abb.

5. Intensivmedizin am HUKW aus der Perspektive der Ablauforganisation

Am HUKW stellt sich der Prozess der intensivmedizinischen Therapie wie im nachfolgenden Diagramm ersichtlich dar.

Abbildung 5: Erweiterte Ereignisgesteuerte Prozesskette der Intensivaufnahme, eig. Abb.

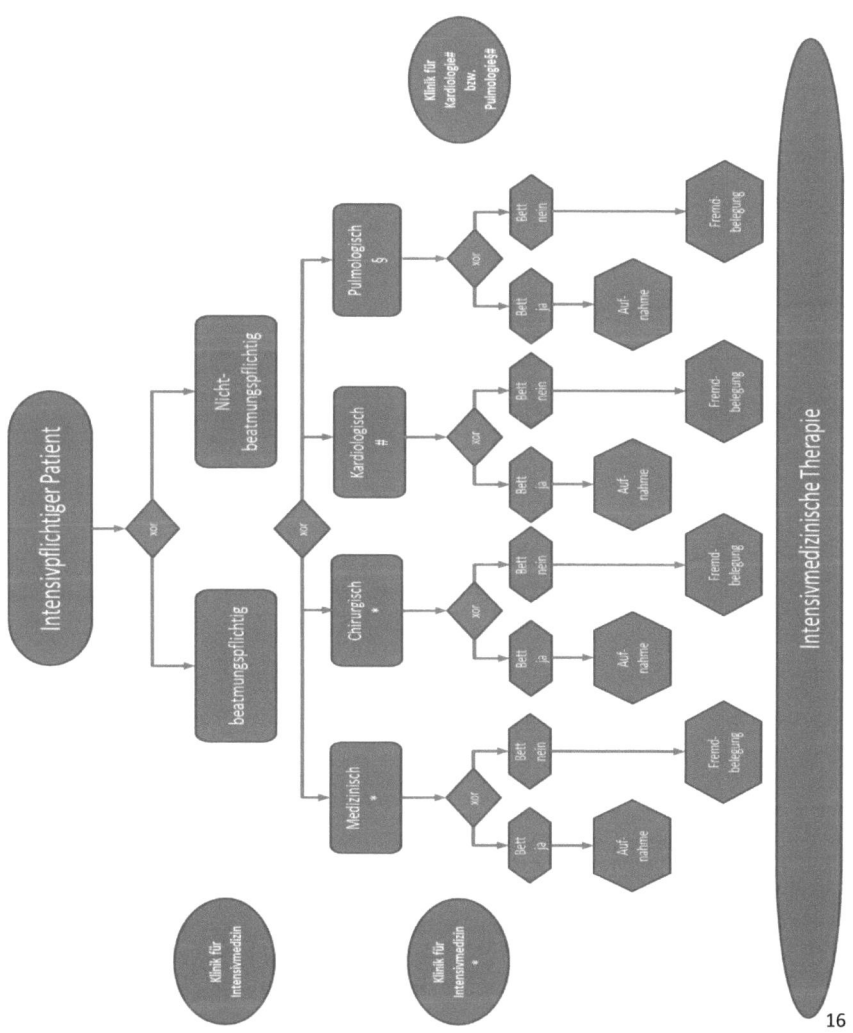

Intensivpflichtige PatientInnen generieren sich am HUKW aus zwei Gruppen. Zum einen gibt es PatientInnen, die von extern, also über den Rettungsdienst, andere Krankenhäuser oder selten als Selbsteinweisung, in die Klinik gelangen, und zum anderen interne PatientInnen, die im Spontanverlauf ihrer Erkrankungen oder auf Grund einer operativen Therapie intensivpflichtig werden. Mit regulären 40 Beatmungsplätzen und 15 Nichtbeatmungsplätzen verfügt das HUKW somit über 55 Intensivbettplätze auf insgesamt fünf räumlich getrennten Intensivstationen.

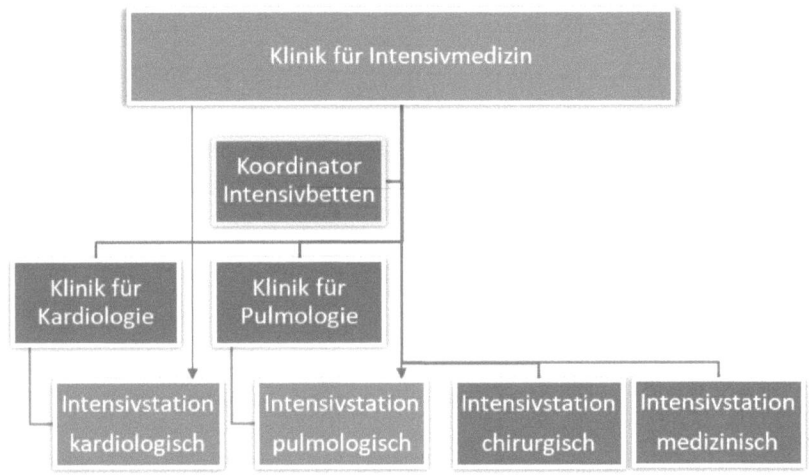

Abbildung 6: Organigramm Intensivmedizinische Kapazitäten HUKW, eig. Abb.

Wird die Anfrage für einen Intensivplatz gestellt, ist zunächst zu klären, ob ein Beatmungsplatz oder ein Nichtbeatmungsplatz benötigt wird. Hierarchisch und prozesstechnisch wird der/die KoordinatorIn ‚Intensivbetten' sowohl die medizinische Indikation für Intensivbettanfragen überprüfen als auch eine Einordnung zur fachlich zuständigen Intensivstation vornehmen. Das Organigramm in Abbildung 6 zeigt die Struktur der intensivmedizinischen Versorgung, wobei die Klinik für Intensivmedizin direkten Zugriff auf zwei Intensivstationen mit insgesamt 35 Betten für chirurgische und medizinische PatientInnen hat. Der/die KoordinatorIn ‚Intensivbetten' wird von der Klinik für Intensivmedizin gestellt und ist i. d. R. leitender Oberarzt/leitende Oberärztin der Klinik. Wie im Organigramm erkennbar, existieren noch zwei weitere Intensivstationen, wobei hier ein Zweiliniensystem vorliegt. Die divisionale Ausprägung wird durch die medizinische Federführung und die Personalhoheit durch die jeweiligen Einzelkliniken (Kardiologie und Pulmologie) deutlich. Übergeordnete Entscheidungen werden formal durch die Klinik für Intensivmedizin getroffen. So entscheidet über die unter Umständen auch fachfremde Belegung bei einem Mangel an Intensivkapazitäten der/die KoordinatorIn ‚Intensivbetten'.

6. Spezialisierung in der Intensivmedizin

Die Intensivmedizin ist als ein technisch, wissenschaftlich und pharmakologisch hoch komplexes medizinisches Fachgebiet einzustufen, in dem sowohl eine große Bandbreite an medizinischen Krankheitsentitäten als auch multifaktorielle Ursachen erkannt und bewältigt werden müssen *(Janssens, 2015)*. Anders als in angloamerikanischen Ländern oder aber auch der Schweiz bildet die Intensivmedizin in Deutschland und in Österreich kein eigenständiges Fachgebiet. In Deutschland muss zunächst eine Facharztbezeichnung in den Fächern Anästhesiologie, Chirurgie, Neurochirurgie, Pädiatrie, Innere Medizin oder Neurologie erworben werden. Nachfolgend ist dann eine 24-monatige Weiterbildung vollzeitig auf einer Intensivstation zu absolvieren, die mit der Zusatzbezeichnung durch Prüfung durch die zuständige Ärztekammer abgeschlossen wird *(Bundesärztekammer, 2020b)*. In Österreich ist die Intensivmedizin z. B. ein Sonderfach der Inneren Medizin und wird als ‚Additivfach' bezeichnet *(Österreichische Gesellschaft für Innere Medizin (ÖGIM), 2020)*.

Wie in der gesamten Medizin, ist die Intensivmedizin in besonderem Maße durch eine ausgeprägte vertikale Spezialisierung charakterisiert. Die Diagnostik und Therapie der typischen intensivmedizinischen Krankheitsbilder, wie beispielsweise akutes Lungenversagen, akute Niereninsuffizienz oder Sepsis, bedürfen aufwendiger Therapien unter Einsatz von technischem Equipment, Medizinprodukten und Pharmazeutika. Nicht umsonst wird als Oberbegriff der intensivmedizinischen Therapie häufig die Begrifflichkeit ‚Intensivmedizinische Komplexbehandlung' gewählt *(Janssens, 2015)*.

Die Anwendung der vielfältigen technischen Geräte und Pharmazeutika, der Überblick in einem multifaktoriellen und kritischen Krankheitsverlauf und die notwendigen manuell-interventionellen Fähigkeiten, u. a. Gefäßzugänge, Atemwegssicherung, Tracheotomie, Thoraxdrainage u. v. m., erfordern einen hohen Grad an Spezialisierung und ein breites medizinischen Fachwissen.

Wie anfangs beschrieben, existiert in Deutschland keine spezifische Facharztausbildung ‚Intensivmedizin', sondern eine 24-monatige uniforme Weiterbildung *(Knuth & Opderbecke, 1999)*. Voraussetzung hierfür ist die erfolgreiche Facharztausbildung in einem der sechs genannten Fachgebiete (siehe oben) *(Bundesärztekammer, 2020b)*. Dies sorgt für eine sehr heterogene Vorbildung, vergleicht man etwa einen Facharzt/eine Fachärztin für

Neurochirurgie mit einem Facharzt/einer Fachärztin für Innere Medizin. Dies ist ein Grund für die Tendenz der Überspezialisierung, die in Deutschland lange Zeit Ausdruck in fachspezifischen Intensivstationen fand. So etablierte sich über viele Jahrzehnte eine auch noch heute zum Großteil bestehende Differenzierung von chirurgischen und medizinisch/internistischen IntensivpatientInnen, vice versa betreut durch IntensivmedizinerInnen mit einer chirurgisch/anästhesiologischen Facharztausbildung bzw. einer internistischen *(Lawin et al., 1999, Schuster, 1999)*.

Weiterhin hat sich in der chirurgischen Intensivmedizin die herzchirurgische und die neurochirurgische Subspezialisierung tradiert und in der internistischen Intensivmedizin waren es kardiologische und neurologische Intensivstationen *(Neuhaus, 1999, Schuster, 1999)*.

In den letzten Jahren ist der klare Trend zu beobachten, die Überspezialisierung zu vermeiden und sich im Kontinuum mehr in Richtung Generalisierung zu bewegen *(Burchardi, 2000)*. Aus diesem Grund sind zumindest die herz- und neurochirurgischen, als die die kardiologischen und neurologischen Intensivstationen mehr und mehr aufgelöst und in allgemein-chirurgische und allgemein-medizinische Intensiveinheiten integriert worden *(Erdmann & Vivie*, 2005)*.

III. Empirische Studie

8. Einführung

Im Rahmen der Corona-Pandemie sollte die Kapazität der Intensiv- und Beatmungsplätze unter Nutzung der bisherigen personellen und materialseitigen Ressourcen um mindestens 50 % erhöht werden. Die Zielerreichung sollte durch eine Reorganisation der Prozesse im Rahmen eines Business Process Reengineering erfolgen.

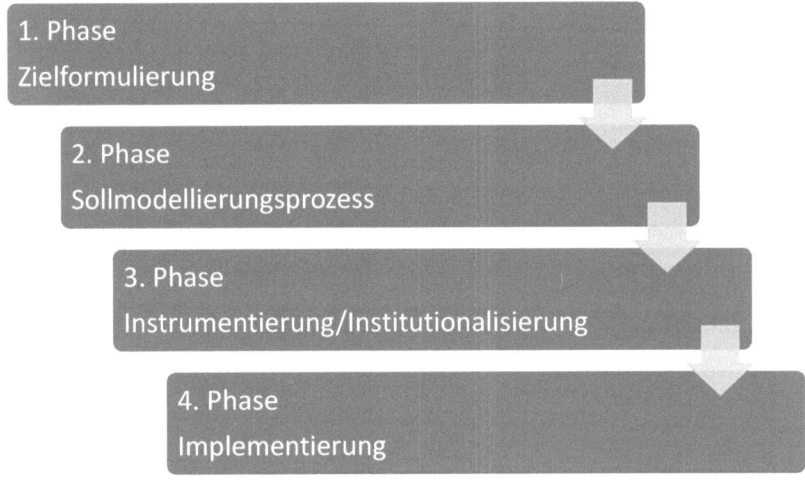

Abbildung 7: Projektphasen, eig. Abb.

8.1 Zielformulierung

Das HUKW hat Mitte März 2020 die Notwendigkeit der kurzfristig durchführbaren Ausweitung der Intensiv- und Beatmungskapazitäten erkannt und als operatives Ziel eine Verdopplung dieser Kapazitäten angestrebt. Die bisher verfügbaren 55 Plätze sollten sowohl in Bezug auf Material und Equipment als auch auf medizinisches Personal verdoppelt werden.

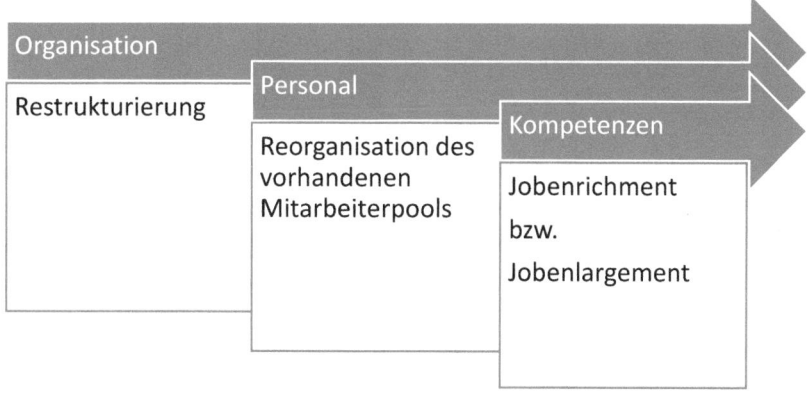

Abbildung 8: Prozessebene, eig. Abb.

Die obere Grafik zeigt die Prozessebene des angestrebten Reengineering-Projektes mit dem Ziel der Verdopplung der Intensivkapazitäten. Entscheidend ist hier eine geänderte Organisation, die bewusst nicht nur die reine Ablauforganisation repräsentiert, sondern auch eine temporär restrukturierte Verteilung von Befugnissen inkludiert. Vorhandenes Personal muss umverteilt werden und die Kompetenzen der ärztlichen und pflegerischen MitarbeiterInnen gilt es zu erweitern und/oder vertiefen.

8.2 Sollmodellierungsprozess

Abbildung 9: Swimlane-Darstellung Kapazitätserweiterung, eig. Abb.

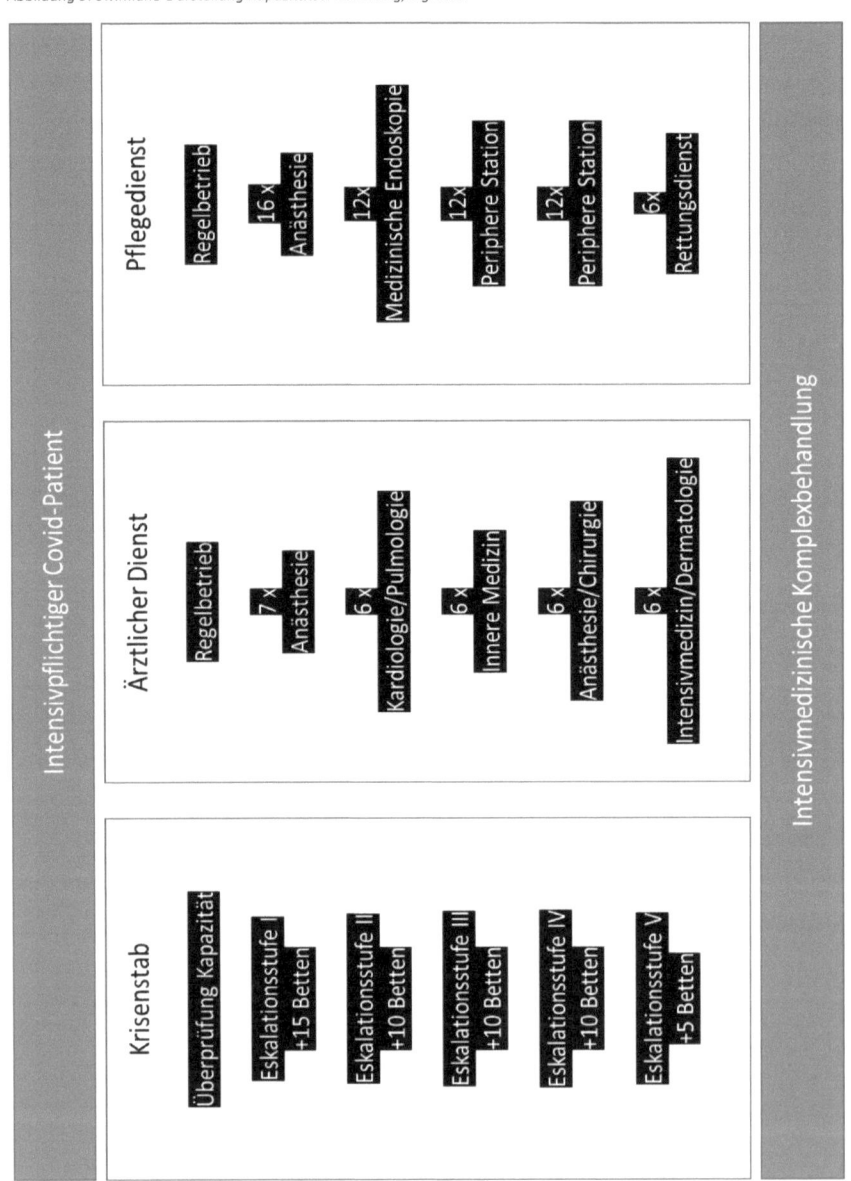

Die Swimlane-Darstellung des stufigen Prozesses zur Kapazitätserweiterung enthält drei Ebenen: den Krisenstab als Organisationseinheit sowie das medizinische und pflegerische Personal als Schlüsselkomponenten, wobei Geräte (u. a. Beatmungsgerät) und Sachmittel (u. a. Verbrauchsmaterialien, Medikamente zur Sedierung) der Einfachheit halber ausgelassen wurden.

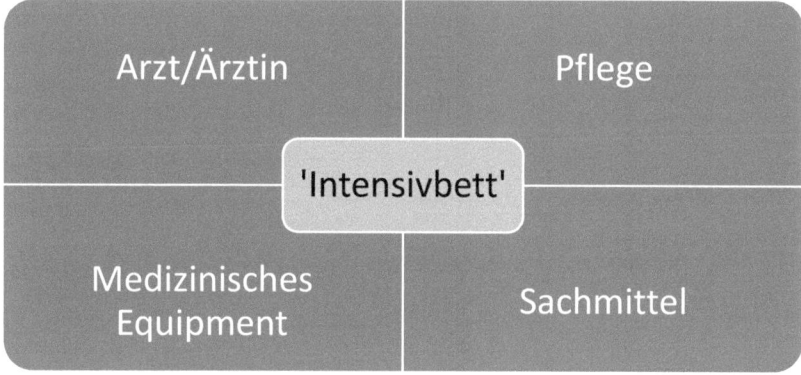

Abbildung 10: Komponenten für eine Intensivkapazität, eig. Abb.

Zu betonen ist dahingehend, dass das Produkt ‚Intensivbett' nur dann aktivierbar ist, wenn alle Einzelfaktoren vorhanden sind; somit richtet sich die resultierende Menge an der zahlenmäßig kleinsten Einzelkomponente aus. Am HUKW bestand zu keinem Zeitpunkt eine Knappheit an medizinischen Geräten und Sachmitteln. Die limitierenden Faktoren waren eindeutig im Personalbereich zu finden.

Rückblickend auf Abbildung 9 wird deutlich, dass der Krisenstab in Abhängigkeit des Bedarfs eine beachtliche Anzahl an ÄrztInnen und Pflegekräften reorganisiert und simultan andere medizinische Bereiche (Anästhesie, Kardiologie usw.) in ihrer originären Personalausstattung und damit auch Leistungsfähigkeit reduziert.

8.3 Instrumentierung und Institutionalisierung

Als Erfolgsparameter der Zielerreichung wurde die in Kapitel 8.2 erläuterte funktionsfähige Einheit ‚Intensivbett' gewertet, die erreicht ist, wenn eine ärztliche und pflegerische intensivmedizinische Versorgung von intensivpflichtigen COVID-19-PatientInnen möglich ist. Wie im vorherigen Kapitel bereits angesprochen, ging die komplette Organisation im Modus eines Stab-Linien-Systems mit zentraler Stabsstelle, dem sogenannten ‚Pandemie-Krisenstab', aus.

Abbildung 11: Zusammensetzung Pandemie-Krisenstab am HUKW, eig. Abb.

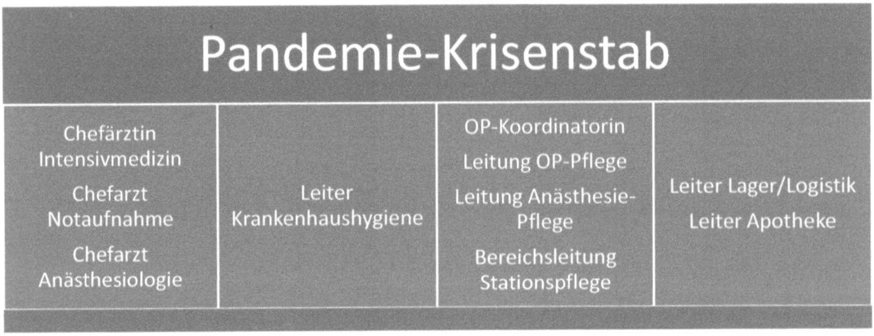

Pandemie-Krisenstab			
Chefärztin Intensivmedizin		OP-Koordinatorin Leitung OP-Pflege	
Chefarzt Notaufnahme	Leiter Krankenhaushygiene	Leitung Anästhesie-Pflege	Leiter Lager/Logistik Leiter Apotheke
Chefarzt Anästhesiologie		Bereichsleitung Stationspflege	

8.4 Implementierung

Sowohl das physikalische Raumangebot sowie Equipment und Sachmittel konnten problemlos einer Inventarisierung unterzogen werden und stellten keinen kritisch-limitierenden Faktor dar, wobei für Medikamente zur Sedierung (u. a. Propofol) eine erweiterte Lagerhaltung und Rationierung eingeleitet wurden. Alternative Sedierungskonzepte mit volatilen Anästhetika wurden zusätzlich eingeführt.

Neben der strategisch-operativen Entscheidung des Krisenstabs, welche medizinisch-pflegerischen Funktionen des HUKW reduziert werden sollten (u. a. Elektiv-OPs, Endoskopien) mussten die ‚frei-werdenden' MitarbeiterInnen auch mit entsprechenden Handlungskompetenzen ausgestattet werden.

Im März wurden Pflegepersonal und Ärztlicher Dienst in die Medizinprodukte eingewiesen, ihnen wurden die theoretischen Grundlagen der Intensivmedizin und Beatmung geschult und zentrale pflegerische und ärztliche Tätigkeiten durch Hospitationen vermittelt.

Am Ende des Monats März konnten 50 zusätzliche Intensivkapazitäten, davon 30 mit der Möglichkeit einer invasiven Beatmung, zur Verfügung gestellt werden. Das notwendige Personal und die Sachmittel waren zu diesem Zeitpunkt ebenfalls handlungsfähig bzw. vorhanden. Somit konnte die Intensivkapazität um 90 % erhöht werden.

IV. Zusammenfassung

9. Diskussion

Im Rahmen der Corona-Pandemie zeigen sich die Funktionalität und die Effizienz der Prozess- und Ablauforganisation eines Krankenhaus, in diesem Falle des HUKW, konkret und besonders deutlich. Die Vorannahme, dass sowohl Aufbau- als auch Ablauforganisation der Klinik nicht mehr zeitgemäß und ineffizient seien, konnte bei der Bewältigung der SARS-CoV-2-Pandemie nicht bestätigt werden. Durch reine Umstrukturierung und Reorganisation der Prozesse, ohne zusätzlichen Personaleinsatz und bei gleichgebliebenen baulich-räumlichen Ressourcen, konnte die Intensivkapazität nahezu verdoppelt werden (Steigerung um 90 %).

Bei Betrachtung der Aufbauorganisation des Gesamtklinikums fällt in der Leitungsebene zunächst eine auf den Geschäftsführer als Singulärinstanz zugeschnittene Struktur auf; der Ärztliche Direktor und die Pflegedirektorin sind hierarchisch nachgeordnet. Alle drei Instanzen der Leitungsebene, also zusätzlich mit dem Geschäftsführer, führen in der zweiten Ebene zu einer funktionalen Organisation, die den drei Teilbereichen Verwaltung, Pflege und Ärztlicher Dienst jeweils in der Ausprägung eines Einliniensystems vorgesetzt sind.

Im Teilbereich des Ärztlichen Dienstes ist am HUKW mit der Ausprägung von Fachkliniken und Instituten eine divisionale Arbeitsteilung erkennbar. Die Leitungsorgane in Form von Klinikdirektoren und Institutsleitern haben eine Teilautonomie. Vor allem die starke fachliche Diversifikation in der Medizin bedingt diese divisionale Struktur, hat aber auch entscheidende Nachteile.

Gerade translationale Fachgebiete wie die Intensivmedizin, die eine bedeutsame Schnittstelle für nahezu alle medizinischen und chirurgischen Fachgebiete darstellt, zeigen dies. Zwar bleiben PatientInnen nach einer erfolgreichen Operation weiterhin PatientInnen der operativen Fachabteilung (z. B. Neurochirurgie), sind aber eben auch gleichzeitig PatientInnen der IntensivmedizinerInnen. Hier gibt es nahezu zwangsläufig Abstufungen der klassischen divisionalen Organisation hin zur einer Matrixorganisation, bei der beide Einzelabteilungen ein gemeinsames Ziel, nämlich das Patientenwohl, verfolgen, wobei die jeweilige fachliche Spezialisierung und eine übergeordnete Integration in das Gesamtklinikum notwendig sind.

Gerade die Intensivmedizin hat neben dem Versorgungsauftrag für EinzelpatientInnen eine für das gesamte Krankenhaus notwendige Verantwortung für die adäquate Allokation und Bereitstellung von Intensivkapazitäten. Ablauforganisatorisch macht das am HUKW bestehende Zweiliniensystem, bei dem neben der Klinik für Intensivmedizin auch noch die Kliniken für Kardiologie und Pulmologie Intensivkapazitäten verantworten, dies nicht einfacher. Die Umstrukturierung sowohl der Aufbau- als auch der Ablauforganisation im Bereich der Intensivplätze wurde mit Hilfe des Business Process Engineerings durchgeführt.

Das bestehende Zweiliniensystem im Bereich der Intensivbetten am Klinikum wurde durch die zentrale Führung des ‚Pandemie-Krisenstabes' ersetzt, der fachlich-interdisziplinär besetzt das Ziel hatte, die Intensivkapazitäten unter Verwendung der vorhandenen Ressourcen zu verdoppeln. Das operative Ziel der Verdopplung der Intensivkapazitäten wurde durch den Geschäftsführer des Klinikums ausgegeben; der von diesem autorisierte Krisenstab erhielt zur Erreichung die Prokura der Geschäftsleitung.

Zentrales Element der Zielerreichung war der fünfstufige Eskalationsplan. Die dafür notwendigen Personalressourcen und Sachmittel wurden geplant. Die Umstrukturierung des Leistungsangebotes (Intensivbetten ↑, Elektive Leistungen ↓) bedurfte bei jeder Eskalationsstufe einer Reorganisation von Personal, Räumlichkeiten und Equipment. Insbesondere medizinisches und pflegerisches Personal ohne intensivmedizinische Expertise musste entsprechend geschult und trainiert werden. Der hohe Grad an Fachspezifität bei den medizinischen Fachrichtungen erforderte ein intensives Teaching. Es musste ein Kompromiss zwischen der bestehenden vertikalen und horizontalen Spezialisierung gefunden werden. Die ärztlichen MitarbeiterInnen sollten demnach eine ausreichende Handlungskompetenz im Training erwerben und die Entscheidungskompetenzen sollten oberärztlich durch ausgebildete IntensivmedizinerInnen erfolgen, einschließlich der letzten Eskalationsstufe, mit der Prämisse einer qualitativ hochwertigen und den Leitlinien entsprechenden intensivmedizinischen Versorgung.

Kritisch anzumerken ist gleichwohl, dass am HUKW nur die erste Eskalationsstufe zum Einsatz kam und in der Spitze 30 intensivpflichtige COVID-PatientInnen auftraten. Ob bei einer vollen Ausschöpfung der Intensivkapazitäten sowohl die Personalstärke als auch die Prozessorganisation konstant und effizient gewesen wären, ist nicht beantwortbar.

V. Literaturverzeichnis

ACHATZ, G., BIELER, D., FRANKE, A. & FRIEMERT, B., *Terrorassoziierter Massenanfall von Verletzten (TerrorMANV)*. Trauma und Berufskrankheit, 2018. **20**(3): 188-195.

BOHLKEN, J., SCHÖMIG, F., LEMKE, M. R., PUMBERGER, M. & RIEDEL-HELLER, S. G., *COVID-19-Pandemie: Belastungen des medizinischen Personals: Ein kurzer aktueller Review. (German).* COVID-19 Pandemic: Stress Experience of Healthcare Workers: A Short Current Review. (English), 2020. **47**(4): 190.

BUNDESÄRZTEKAMMER, *Ärztliche Ausbildung in Deutschland*. 2020a. Zugriff 26.05.2020 unter: https://www.bundesaerztekammer.de/aerzte/aus-weiter-fortbildung/ausbildung/allgemeine-informationen-zum-medizinstudium/.

BUNDESÄRZTEKAMMER, *Musterweiterbildungsordnung 2028*. 2020b. Zugriff 26.05.2020 unter: https://www.bundesaerztekammer.de/aerzte/aus-weiter-fortbildung/weiterbildung/muster-weiterbildungsordnung/.

BURCHARDI, H., *Die geschichtliche Entwicklung der Intensivmedizin in Deutschland. Zeitgenössische Betrachtungen Folge 17: Rück- und Ausblicke auf die Intensivmedizin. Fortschritt oder Frustration? (German).* Anaesthesist, 2000. **49**(7): 643.

DOELFS, G. & KOHRS, J., *Corona-Pandemie: Jetzt bloß nicht ausfallen. (German).* KMA Das Gesundheitswirtschaftsmagazin, 2020. **25**(5): 32.

DTSCH. ÄRZTEBLATT, *Weiter Kristenmodus wegen Corona-Pandemie*. 2020. Zugriff 25.05.2020 unter: https://www.aerzteblatt.de/nachrichten/111400/Weiter-Krisenmodus-wegen-Corona-Pandemie.

ERDMANN, E. & VIVIE*, E. R., *Aktuelles und Zukunft in der Intensivmedizin. (German).* Medizinische Klinik (Urban & Vogel), 2005. **100**(2): 128.

FRANKE, A., BIELER, D., PAFFRATH, T., WURMB, T., WAGNER, F., FRIEMERT, B. & ACHATZ, G., *ATLS® und TDSC®: How it fits together : Ein Behandlungskonzept für MANV und TerrorMANV, lebensbedrohliche oder besondere Lagen.* Der Unfallchirurg, 2020: 453-463.

GOH, K. J., WONG, J., TIEN, J.-C. C., NG, S. Y., DUU WEN, S., PHUA, G. C. & LEONG, C. K.-L., *Preparing your intensive care unit for the COVID-19 pandemic: practical considerations and strategies.* Critical Care, 2020. **24**(1): 1.

HELIOS UNIVERSITÄTSKLINIKUM WUPPERTAL, *Klinikleitung*. 2020. Zugriff 26.05.2020 unter: https://www.helios-gesundheit.de/kliniken/wuppertal/unser-haus-karriere-presse/klinikleitung/.

ISERINGHAUSEN, O. & STAENDER, J., *Das Krankenhaus als Organisation*, In: *Handbuch Organisationstypen*, APELT, M. & TACKE, V., (Hg.). 2012, VS Verlag für Sozialwissenschaften: Wiesbaden. S. 185-203.

JANSSENS, U., *Möglichkeiten und Grenzen der Intensivmedizin*, In: *Die Intensivmedizin*, MARX, G., MUHL, E., ZACHAROWSKI, K. & ZEUZEM, S., (Hg.). 2015, Springer Berlin Heidelberg. S. 3-12.

KNUTH, P. & OPDERBECKE, H. W., *Die geschichtliche Entwicklung der Intensivmedizin in Deutschland Folge 6: Die Entwicklung der ärztlichen Weiterbildung in der Intensivmedizin. (German).* Anaesthesist, 1999. **48**(6): 403.

KOHRS, J., *CORONA-PANDEMIE: Im Krisenmodus. (German).* KMA Das Gesundheitswirtschaftsmagazin, 2020. **25**(4): 24.

KRÜGER-BRAND, H. E., *Personalrecruiting: Grundlegender Wandel.* Dtsch Arztebl International, 2014. **111**(5): [2]-[0].

LAI, C.-C., SHIH, T.-P., KO, W.-C., TANG, H.-J. & HSUEH, P.-R., *Severe acute respiratory syndrome coronavirus 2 (SARS-CoV-2) and coronavirus disease-2019 (COVID-19): The epidemic and the challenges.* International journal of antimicrobial agents, 2020. **55**(3): 105924-105924.

LAWIN, P., OPDERBECKE, H. W. & SCHUSTER, H. P., *Die geschichtliche Entwicklung der Intensivmedizin. (German).* Anaesthesist, 1999. **48**(1): 26.

LOBNIG, H., *Grundlagen und Interventionskonzepte*, In: *Organisationsentwicklung im Krankenhaus*, GROSSMANN, R. & LOBNIG, H., (Hg.). 2013, Medizinisch Wissenschaftliche Verlagsgesellschaft: Berlin. S. 1-77.

NEUHAUS, P., *Chirurgische Intensivmedizin aus der Sicht des Chirurgen. (German)*. Der Chirurg, 1999. **70**(1): 3.

ÖSTERREICHISCHE GESELLSCHAFT FÜR INNERE MEDIZIN (ÖGIM), *Intensivmedizin und Notfallmedizin*. 2020. Zugriff 26.05.2020 unter: https://www.oegim.at/internistische-sonderfaecher/intensivmedizin-und-notfallmedizin.html.

ROBERT-KOCH-INSTITUT, *COVID-19: Fallzahlen in Deutschland und weltweit*. 2020a. Zugriff 25.05.2020 unter: https://www.rki.de/DE/Content/InfAZ/N/Neuartiges_Coronavirus/Fallzahlen.html.

ROBERT-KOCH-INSTITUT, *SARS-CoV-2 Steckbrief zur Coronavirus-Krankheit-2019 (COVID-19)*. 2020b. Zugriff 25.05.2020 unter: https://www.rki.de/DE/Content/InfAZ/N/Neuartiges_Coronavirus/Steckbrief.html#doc13776792bodyText2.

SCHUSTER, H. P., *Geschichtliche Entwicklung der internistischen Intensivmedizin in Deutschland. (German)*. Intensivmedizin und Notfallmedizin, 1999. **36**(4): 337.

STACHEL, K., LÜTHY, A., SCHMIDT, C., DOBRINDT, S., HAMMERSCHLAG, L. & KLAFFKE, M., *Das Krankenhaus und seine Mitarbeiter*, In: *Krankenhausmanagement: Strategien, Konzepte, Methoden2., aktualisierte und erweiterte Auflage*, DEBATIN, J. F., EKKERNKAMP, A., SCHULTE, B. & TECKLENBURG, A., (Hg.). 2015, MWV Medizinisch Wissenschaftliche Verlagsgesellschaft mbH & Company KG. S. 167-225.

STATISTISCHES BUNDESAMT, *Gesundheit - Grunddaten der Krankenhäuser*. 2018. Zugriff 25.05.2020 unter: https://www.destatis.de/DE/Themen/Gesellschaft-Umwelt/Gesundheit/Krankenhaeuser/Publikationen/Downloads-Krankenhaeuser/grunddaten-krankenhaeuser-2120611187004.html.

STATISTISCHES BUNDESAMT, *Deutschlands Versorgungsdichte mit Intensivbetten im internationalen Vergleich hoch*. 2020. Zugriff 25.05.2020 unter: https://www.destatis.de/DE/Presse/Pressemitteilungen/2020/04/PD20_119_231.html.

SUMM, O., SCHUTE, J., BYHAHN, C., KAHLE, T., HERRMANN, M., SCHULTE, C., BERGOLD, M. N. & GROß, M., *COVID-19-Pandemie: strukturierte Erweiterung von Beatmungskapazitäten mithilfe von Heimrespiratoren*. COVID-19 pandemic: structured expansion of ventilation capacities using home respirators, 2020. **69**(5): 323.

TAY, M. Z., POH, C. M., RÉNIA, L., MACARY, P. A. & NG, L. F. P., *The trinity of COVID-19: immunity, inflammation and intervention*. Nature reviews. Immunology, 2020: 1-12.

THOMAS-RÜDDEL, D., WINNING, J., DICKMANN, P., OUART, D., KORTGEN, A., JANSSENS, U. & BAUER, M., *Coronavirus disease 2019 (COVID-19): update for anesthesiologists and intensivists March 2020. „Coronavirus disease 2019" (COVID-19): update für Anästhesisten und Intensivmediziner März 2020*, 2020: 1.

TÜRK, J., *Die Akademisierung der chirurgischen Assistenz*, In: *Geschichte chirurgischer Assistenzberufe von der Frühen Neuzeit bis in die Gegenwart*, BÜTTNER, A. & PFÜTSCH, P., (Hg.). 2020, Mabuse-Verlag: Frankfurt am Main. S. 163-180.

UNIVERSITÄTSKLINIKUM DÜSSELDORF, *Vorstand Universitätsklinikum Düsseldorf*. 2020. Zugriff 26.05.2020 unter: https://www.uniklinik-duesseldorf.de/ueber-das-ukd/unternehmen/vorstand.

WORLD HEALTH ORGANIZATION, *WHO Coronavirus Disease (COVID-19)*. 2020. Zugriff 25.05.2020 unter: https://covid19.who.int/.

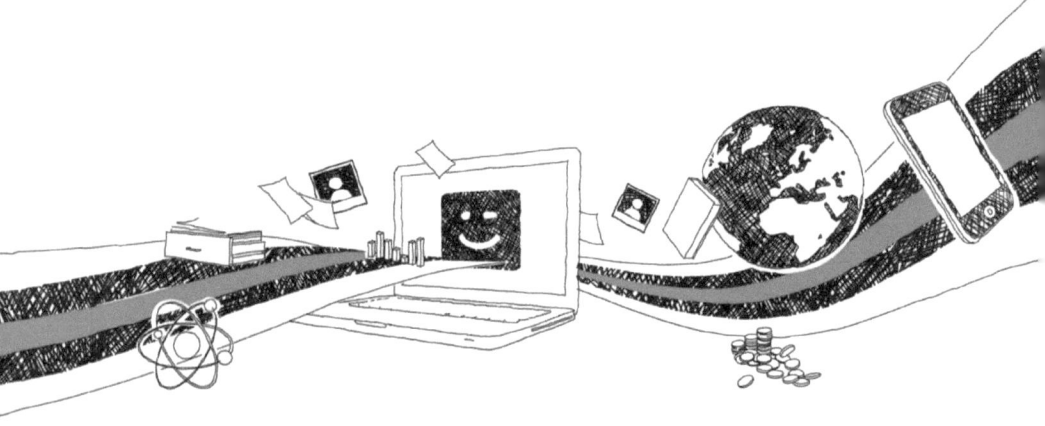
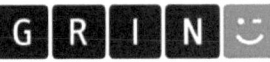